I0707110

ORACIONES
PARA LA SALUD

Pídele al Universo

ORACIONES PARA LA SALUD

Pídele al Universo

DIEGO MARIN CHARRIS.,MD

© Author Diego Marín Charris 2020

Primera Impresión 2020

All rights reserved:
This work is the intellectual property of its author. Its partial or total reproduction by any means is prohibited without written permission of the owner of the rights.

I DEDICATE THIS BOOK:
Being universal I believe myself
To my mom, Electa
To my brother Gonzalo
To my brother, Felipe
Wonderful beings
Thank you

INTRODUCCIÓN

Tienes una creencia que te indica que no eres suficiente para vivir en armonía, en plenitud, y por el contrario debes estar inmerso en dilemas y dificultades, cuentas con la oportunidad de modificar esa historia mental.

Existe una fuerza integrada que traspasa la barrera de la mente, se fortalece por el uso de sistemas de repetición a los cuales no puede oponerse, me refiero a las oraciones, similares a las que se acude en nuestras iglesias para comunicarse con un ser superior.

Vamos a crear todo un conjunto neuronal completamente nuevo empleando esta valiosa estrategia.

El ejercicio requiere un poco de voluntad y constancia, lo he probado a lo largo de varios meses para demostrar su impacto y es increíble, para lograr el bienestar y salir de las viejas creencias que tanto limitan nuestra existencia aún en las circunstancias más complejas.

Tu labor si decides aceptarla, es llevar este libro de bolsillo siempre a tu lado (no el ebook, pues se requiere la experiencia del contacto con el material, sin energía adicional, los móviles o tabletas no funcionan para este ejercicio) en cualquier momento en donde te encuentres desocupado, abres tu libro y comienzas en voz alta a repetir cada frase durante dos minutos.

Y Avanzas a la siguiente, y así sucesivamente hasta terminar el texto, para reiniciar la lectura.

Es una actividad constante, por el tiempo de vida que desees, es un ejercicio maravilloso, un aeróbico mental, que solamente atrae beneficios, dentro de ellos:

El fortalecimiento del diafragma, lo que favorece una respiración más eficiente, y por tanto un nivel de pensamientos más elevado.

El cambio de mentalidad, saliendo de las cárceles del pasado y el futuro.

La opción de crear, visualizar, nuevos escenarios y realidades.

Sanación espiritual, en tanto encuentras diferentes salidas para temas convencionales que poco han contribuido a tu bienestar.

Incremento de la capacidad de concentración.

Y La posibilidad de incrementar las oraciones con contenidos propios, producto de tu capacidad natural de imaginar y producir.

El esfuerzo es el uso del tiempo ocioso, la inversión muy poca, un paperback sencillo, pero el resultado poderoso.

Te deseo mucho éxito en tu desempeño.

Iniciemos nuestras oraciones

MI EXISTENCIA ES AHORA

SOY UNA SEMILLA QUE
SIEMPRE DA FRUTOS

TODOS LOS DÍAS CAMBIO
UN POCO

MI PRESENTE NO ES MI
FUTURO

NECESITO MÁS
BIENESTAR

MI CURACIÓN ES AHORA

EL RETO ES SUPERAR MI
OCIO

CADA DÍA ES UNA
OPORTUNIDAD

LA IGNORANCIA ES LA
FUENTE DE MIS
PROBLEMAS

MI PENSAMIENTO MUEVE

MONTAÑAS

LA MEDIOCRIDAD ME
PERMITE VER MI MEJOR
POSIBILIDAD

MI IMAGINACIÓN NO
TIENE LIMITES

EL MIEDO ES COBARDE

PUEDO CAMBIAR EN
CUALQUIER MOMENTO

LA FELICIDAD ESTÁ EN EL
CAMINO

DEBO ESTUDIAR ANTES
DE DECIDIRME

SOY QUIÉN QUIERO SER

MI CONFORT ES ESTAR
DISCONFORTADO

EL BUEN HUMOR ES
FELICIDAD

PUEDO VIVIR SIN UN
PROPÓSITO

LAS PERSONAS TÓXICAS
ME PERMITEN CRECER

INTENTAR ES MI MEJOR
OPCIÓN

DESAPRENDER ME HACE
LIBRE

FRACASO MUCHO PERO
APRENDO MÁS

TENGO CONFIANZA EN EL
UNIVERSO DIVINO

LA QUINTA DIMENSIÓN
ES MI ESPACIO
FAVORITO

SOY CONSCIENTE DE MI
INCONSCIENCIA

PUEDO SER
DISCIPLINADO

PUEDO SER
PERSEVERANTE

SIEMPRE ATRAIGO LO
QUE VISUALIZO

SI ESTOY INQUIETO ME
SIENTO

NO ME RESISTO AL
CAMBIO

EL ÉXITO ES
PERMANECER EN ESTE
MOMENTO

LA VIDA SIEMPRE ME DA
LO QUE ME CONVIENE

SOÑAR ES UN VIAJE DE
IDA Y VUELTA

MI ALMA ES PURA
ENERGÍA

NO INTENTES
COMPRENDER LA
EXISTENCIA, SOLAMENTE
VÍVELA

NO HAY NADA MÁS
GRANDE QUE MI
CORAZÓN

HOY ES MI DÍA

EL SECRETO ES QUE NO
EXISTE

ACEPTO Y ME ADAPTO

SOY LO QUE VEO EN MI
MUNDO

SISISISISISISISISISI

NONONONONONONONO

SOY MI MEJOR ENEMIGO

SOY MI MEJOR AMIGO

LA VERDAD ES QUE NO
EXISTE

MI PERRO ME AMA

AMO A MI PERRO

SOY EL CARCELERO DE
MI MENTE

LO QUE PIENSO, LO
DIGO Y LO HAGO

LA VENGANZA ESTÁ
OBSOLETA

VIVO EL PRESENTE

MI VOLUNTAD ES
INQUEBRANTABLE

TENGO UN NIÑO
INTERIOR FELIZ

SOY EL RESPONSABLE
DE MI VIDA

EXISTO EN PAZ Y ARMONÍA

LA PACIENCIA ES MI FORTALEZA

SOY AMOR PURO

MI VIDA ES SIMPLE LA SOCIEDAD COMPLEJA

NO ME FALTA TIEMPO
PARA NADA

LA FELICIDAD SE
COMPLETA CON
MOMENTOS DE
ABURRIMIENTO

LA VIDA ES LARGA PARA
AMAR

LA MEMORIA ES FRÁGIL

ENFÓCATE Y SERÁ

EL CÓMO NO EXISTE,
DEPENDE DEL UNIVERSO

EL LOGRO ES UNA
SENDA SIN RESULTADOS

MUCHOS ERRORES
MUCHAS VICTORIAS

ME AMO, ME PERDONO,
ME QUIERO

LA IRA ME HACE DÉBIL

EL DIA ACABA EN LA
MADRUGADA

LA EDAD ES UN LIMITE DE
LA SOCIEDAD NO DEL
SER

LA DUDA ES UN
ESTÍMULO PARA HACER

MI MEJOR VERSIÓN ES LA
DE MI INTERIOR

CUIDA LO QUE HABLAS

NO PRESUMAS

SIEMPRE MI MEJOR
ESFUERZO

QUE TE PASE TODO EN
LA VIDA

MI MENTE UNA
HERRAMIENTA MUY
AFILADA

EL CÓMO NO EXISTE,
DEPENDE DEL UNIVERSO

SOY UN SER ESPIRITUAL

EL CORAZÓN GENEROSO
FLUYE COMO UN RIO
DESBORDADO

MI TRABAJO ME HONRA

CONÓCETE PARA
ENTENDER A LOS DEMÁS

EL CIELO ES MI MENTE

LA DICHA ES MI
INSPIRACIÓN

AGRADO PARA QUE ME
AMEN

TE AMO Y CONFIO EN TI

LA SERENIDAD ES LA
RIQUEZA DEL ESPIRITU

LA SUERTE ES UN BIEN
DEL PREPARADO

TE RESPETO, ME
RESPETO

EL DON DE GENTE, ES EL
DON DE DIOS

EL EQUILIBRIO ES ALTA
VIBRACIÓN

EL CORAJE VENCE
CUALQUIER OBSTÁCULO

PAZ ES DICHA

ME ADMIRO, ME QUIERO

SOY ALEGRÍA

MIS PENSAMIENTOS SON ENERGÍA

SABER ESCUCHAR ES UN ARTE

EL VASO SIEMPRE ESTA
MEDIO LLENO Y MEDIO
VACÍO

LA FELICIDAD ES UNA
GRAN RIQUEZA

LA MEJOR DISCUSIÓN ES
INDIVIDUAL

DAR Y SERVIR UN
PRIVILEGIO DE POCOS

LA SABIDURIA HACE LO DIFÍCIL SIMPLE

SOMOS SERES DE LUZ, Y BRILLAMOS SIEMPRE

LA MEJOR DISCUSIÓN ES LA QUE NO SE TIENE

EL CIELO Y EL INFIERNO
SON DOS CARAS DE LA
MISMA MONEDA

SABER Y HACER SON
COMPLEMENTARIOS

LA LUZ Y LA OSCURIDAD
DESCUBREN LA NOBLEZA
DEL ALMA

**LOS APEGOS LLENAN DE
DOLOR EL ALMA**

**LA INTENCIÓN NOS
LLEVA AL CIELO**

**DUERME CUATRO HORAS
VIVE VEINTE**

MEDITA Y RELÁJATE

SIENTO Y EXISTO

LA SONRISA ES FUENTE
DE SALUD

DEJAR IR, SOLTAR Y
CONFIAR

DORMIR Y SOÑAR UN
CAMINO AL BIENESTAR

SI LA VIDA TIENE UN
PROPÓSITO ES SER
FELIZ

EL DISCÍPULO SIEMPRE
SUPERA AL MAESTRO

LA MENTE PUEDE
ALEJARNOS O
ACERCARNOS DEL
MIEDO

SOY PODEROSO

ACEPTAR LA PÉRDIDA
NOS LIBERA

COMPRENDER ES
ACEPTAR SIN LÍMITES

APRENDE A ACEPTAR LA
VIDA

LA VELOCIDAD ES EL FIN
DEL GOZO

ACEPTAR LA PÉRDIDA
NOS LIBERA

LA MENTE NO SABE DEL
PRESENTE

NO TENGO NI IDEA

SOMOS UN PEDAZO DE UNIVERSO

EL EGO ES FUENTE DE DOLOR Y SUFRIMIENTO

HOY ES MOMENTO DE CAMBIAR

EXISTE VIDA EN LAS CRISIS, Y VIDA SIN CRISIS

EL PODER ESTÁ DENTRO
DE TI

HOY ES EL PASADO DE
MAÑANA

SOY UNA ESTRELLA DE
ESE FIRMAMENTO

NO TE DETENGAS SINO
HASTA EL FINAL

NO ME RINDO

LA INSPIRACIÓN Y LA FELICIDAD ESTÁN DENTRO DE NOSOTROS

ELIGE PENSAR EN SER MILLONARIO

ELIGE SER MEJOR

ELIGE SER EXCEPCIONAL

CADA DÍA ES MARAVILLOSO

EL OPTIMISMO ES PODER

EL CONOCIMIENTO ES MI LÍMITE

EL APRENDIZAJE NO TIENE FRONTERAS

TARDE EN LA VIDA
SIMPLEMENTE ES
DESPUÉS DEL MEDIODIA

LAS DIFICULTADES
ESTÁN LLENAS DE
MILAGROS

LA ESPERANZA ES UNA
IMAGEN INCIERTA DEL
FUTURO

LA INTELIGENCIA ES UNA
LLAVE QUE PUEDE ABRIR
MIL PUERTAS

LA DETERMINACIÓN
VENCE LA PEREZA

EL OPTIMISTA SALTA EL
PESIMISTA SE HUNDE

LAS TEORIAS DE HOY
FUERON MENTIRAS DEL
AYER

**VIVES ENTRE
MENTIROSOS SUEÑAS
CON VERDADES**

**EL RUIDO OCULTA LA
CLARIDAD**

**PROSPERIDAD Y
ABUNDANCIA SON HIJOS
DE DIOS**

AGRADEZCO LA NOCHE,
AGRADEZCO LA MAÑANA

IGNORO AL RUIDOSO, ME
CUIDO DEL SILENCIOSO

LAS MEMORIAS SON EL
PASADO INVADIENDO LA
PRESENCIA

CAMBIO MI PALABRA,
CAMBIA MI
PENSAMIENTO, CAMBIA
MI VIDA

MI HOJA DE VIDA ES LA
SOMBRA DE MIS
HABILIDADES

SIEMPRE ESTOY
PREPARADO PARA
ACEPTAR TODA
MANIFESTACIÓN DIVINA

PERSISTO E INSISTO

PERCIBO Y SIENTO

CONFUNDO Y ME
CONFUNDEN

ADMIRO Y ME ADMIRAN

SIEMBRA Y COSECHA
AMOR Y FLORECERÁS

VIBRA ALTO, SERÁS
INTOCABLE

LA LEY DE ATRACCIÓN
ES UN SECRETO

VIVE Y DEJA VIVIR

SOY PAZ

SOY ALEGRÍA

SOY COMPASIÓN

SOY AMOR

SOY ACCIÓN

SOY PODER

SOY DICHA

SOY EMOCIÓN

SOY SENTIMIENTO

SOY IMAGEN

SOY VISUALIZACIÓN

SOY ILUSIÓN

UNA VELA ILUMINA LA
OSCURIDAD

CANTA, CANTA, CANTA

EL BEBE NO MIENTE, EL
EBRIO SI

LA EDUCACIÓN LIMITA LA
REALIDAD

GRACIAS POR LEER

GRACIAS POR ORAR

GRACIAS POR AMAR

GRACIAS POR SERVIR

GRACIAS POR DAR

GRACIAS AL UNIVERSO
DIVINO

COMIENZA OTRA VEZ

MIS ORACIONES

GRACIAS DE NUEVO

www.ingramcontent.com/pod-product-compliance
Lightning Source LLC
Chambersburg PA
CBHW050657250726
48662CB00002B/735